Mahamadou Traoré
Bilaly Sissoko
Alkadri Diarra

Cálculos ureterais no CHU Luxembourg Bamako

Mahamadou Traoré
Bilaly Sissoko
Alkadri Diarra

Cálculos ureterais no CHU Luxembourg Bamako

Aspectos epidemiológicos e terapêuticos

ScienciaScripts

Imprint

Any brand names and product names mentioned in this book are subject to trademark, brand or patent protection and are trademarks or registered trademarks of their respective holders. The use of brand names, product names, common names, trade names, product descriptions etc. even without a particular marking in this work is in no way to be construed to mean that such names may be regarded as unrestricted in respect of trademark and brand protection legislation and could thus be used by anyone.

Cover image: www.ingimage.com

This book is a translation from the original published under ISBN 978-620-6-72118-5.

Publisher:
Sciencia Scripts
is a trademark of
Dodo Books Indian Ocean Ltd. and OmniScriptum S.R.L publishing group

120 High Road, East Finchley, London, N2 9ED, United Kingdom
Str. Armeneasca 28/1, office 1, Chisinau MD-2012, Republic of Moldova, Europe
Printed at: see last page
ISBN: 978-620-8-09626-7

DEDICATÓRIAS E AGRADECIMENTOS

DEDICACES

Ao Profeta Muhammad:

Que a bênção e a paz de ALLAH estejam sobre ele. Oferecemos-lhe o nosso respeito e gratidão.

Para o meu país, o Mali,

Querida pátria, que a paz e a prosperidade voltem para vós. Com o maior respeito

Para o meu pai: Modibo TRAORE

Esta obra é, sem dúvida, fruto da educação que me deste e dos imensos sacrifícios que fizeste para o meu desenvolvimento moral; de facto, foste para nós um exemplo de coragem, de perseverança e de honestidade no trabalho bem feito. Pai exemplar, lutaste sempre para que nada nos faltasse, para que pudéssemos estudar. Incutiste em nós as regras da boa conduta, da dignidade, do respeito pelo ser humano e da sabedoria. Estás sempre ao nosso lado, não te poupando a esforços e sacrifícios para que possamos beneficiar de uma melhor educação.

Para a minha mãe: Payi DOUCOURE

Doce mãe, mulher insuperável, exemplar pela sua paciência, coragem, sabedoria e dedicação. Rodeou-nos com todo o seu amor, protegendo-nos e confortando-nos sempre. Mãe irrepreensível, nunca deixaste de te preocupar com o nosso futuro com os teus muitos conselhos e, sobretudo, com as tuas bênçãos. Não há palavras para exprimir a minha gratidão por todos os sacrifícios que fizeste para nos educar. Esta modesta obra é o fruto dos sacrifícios que fizeste pela minha educação e pelo meu bem-estar. Que

ALLAH, o Todo-Poderoso, vos conceda boa saúde e uma longa vida ao nosso lado. Ámen para vós!

Para a minha mãe: Adjarratou SIDIBE

Foi uma mulher trabalhadora e digna que não se poupou a esforços para garantir o nosso sucesso e que sempre nos confortou nos momentos mais difíceis.

Peço a ALÁ, o Todo-Misericordioso, que vos conceda saúde e prosperidade.

Para o meu tio: o falecido Bourama TRAORE

(Que Deus te conceda a sua misericórdia, o seu paraíso: ámen!). Eras verdadeiro e bondoso, aconselhavas-me sempre como me comportar com as outras pessoas. Sabe que nunca te esquecerei, dorme em paz!

Para o meu tio: Bakary TRAORE

Educaste-me para o rigor e para o sucesso. Sempre preocupados com o nosso futuro, o vosso apoio moral e material nunca me faltou. Ensinaste-nos a amar e a respeitar as pessoas e a ter coragem e resistência para enfrentar a vida. Que esta obra vos dê toda a satisfação que mereceis.

AGRADECIMENTOS

A ALLAH :

Clemente, Misericordioso, Glorioso seja Deus, o Todo-Poderoso, Criador dos céus e da terra e de tudo o que existe entre eles, obrigado por me teres dado a vida e por a teres guardado, por me teres dado a saúde, a vontade, a coragem e a força para realizar este trabalho. Ajudai-me, através desta formação, a salvar vidas.

À família do falecido Salif Traoré :

E uma menção especial aos membros desta família. Fizeram de mim vosso irmão, mantendo-me na vossa família durante todo o meu percurso desde o liceu até ao fim deste longo ciclo da medicina. Que Deus vos dê paz e prosperidade.

A toda a família Traoré : Dioni ; Kénenkoun ; Bamako :

Obrigado por tudo o que fizeram e continuam a fazer. Não tenho palavras para apreciar os vossos gestos.

Ao corpo docente do curso de pós-graduação em urologia da Faculdade de Medicina e Odontostomatologia de Bamako, bem como **a** todos os professores que me supervisionaram nas aulas dadas.

Ao meu irmão Dr. Moussa TRAORE :

Obrigado por tudo durante esta longa viagem. Que Deus Todo-Poderoso vos conceda uma vida longa e saudável! Amém!

Aos meus irmãos e irmãs:

Obrigado pelo vosso apoio inabalável. O vosso sentido de responsabilidade e o vosso amor mútuo tranquilizam-me. Aqui fica a expressão do meu afeto e respeito. Que o Todo-Poderoso ALLAH nos mantenha unidos! Rezamos Amém!

A todas as minhas tias, tios e primos

Gostaria de expressar a minha mais profunda gratidão. Que Deus vos recompense a todos! Que Deus vos recompense a todos! Ámen!

Aos meus amigos:

Obrigado pelo vosso apoio. Que ALLAH, o Todo-Poderoso, fortaleça a nossa amizade! Amém!

Aos meus colegas estudantes de urologia do DES, à oitava turma do FMOS numérus clausus, ao liceu Bouillagui FADIGA e à escola fundamental Obrigado pelo tempo passado em conjunto e com respeito mútuo.

A todo o pessoal dos serviços de urologia do CHU Gabriel Touré, CHU du Point G, CHU de Kati e CHU Le Luxembourg

A todos os doutorandos dos departamentos de urologia do CHU Gabriel Touré, CHU du Point G, CHU de Kati e CHU Le Luxembourg

Obrigado pela vossa franca colaboração.

A todos aqueles, de longe e de perto, que, através do seu apoio moral e financeiro, por mais modesto que seja, mas tão importante para mim, tornaram possível este modesto trabalho.

HOMENAGENS AOS MEMBROS DO JÚRI

Ao nosso professor e presidente do júri :

Professor Mamadou Lamine DIAKITÉ

> ➢ **Cirurgião urológico ;**

> ➢ **Professor Catedrático de Urologia na FMOS ;**

> ➢ **Chefe do Serviço de Urologia do Hospital Universitário Point G;**

> ➢ **Diretor de Estudos do DES em Urologia ;**

> ➢ **Presidente da Associação de Urologia do Mali (AMUMALI).**

Caro Mestre,

Estamos muito gratos pela honra que nos deu ao aceitar presidir a este júri, apesar da sua agenda preenchida. As suas qualidades humanas e intelectuais, a sua generosidade e a sua disponibilidade deixaram-nos profundamente impressionados. A sua simplicidade e as suas qualidades científicas são exemplos a seguir. Aceite, caro Mestre, a nossa mais profunda gratidão e os nossos sinceros agradecimentos.

Ao nosso mestre e juiz :

Professor BERTHE Honoré Jean Gabriel

> **Cirurgião urológico ;**

> **Médico hospitalar no CHU du Point-G ;**

> **Professor Catedrático de Urologia na FMOS ;**

> **Coordenador do DES em Urologia ;**

> **Secretário-geral da Associação de Urologia do Mali (AMU-MALI).**

Caro Mestre, estamos muito gratos pela honra que nos deu ao aceitar julgar o nosso trabalho. O seu rigor científico, o seu gosto pelo trabalho bem feito e as suas qualidades pedagógicas e humanas fazem de si uma esperança definitiva para a urologia.

Os nossos sinceros agradecimentos.

Ao nosso mestre e juiz :

Doutor COULIBALY Mamadou Tidiani

- ➢ **Cirurgião urológico ;**

- ➢ **Médico hospitalar no CHU Gabriel Touré ;**

- ➢ **Professor Sénior de Urologia na FMOS ;**

- ➢ **Chefe do Serviço de Urologia do CHU Gabriel TOURÉ ;**

- ➢ **Membro da Associação de Urologia do Mali (AMU-MALI).**

Caro Mestre,

Deu-nos uma grande honra ao aceitar julgar este trabalho, apesar da sua enorme carga de trabalho. A sua simplicidade e disponibilidade fazem de si um homem de qualidades humanas excepcionais.

Queira aceitar, caro mestre, a expressão da nossa sincera admiração e profunda gratidão.

Ao nosso professor e supervisor:

Professor Alkadri DIARRA

> **Cirurgião urológico ;**

> **Médico hospitalar no CHU Mère-Enfant Le Luxembourg ;**

> **Professor Associado de Urologia na FMOS;**

> **Chefe do Serviço de Urologia do CHU Mère-Enfant Le Luxembourg ;**

> **Presidente do Conselho Nacional da Ordem dos Médicos do Mali.**

> **Membro da Associação de Urologia do Mali (AMU-MALI).**

Caro Mestre,

Lembrar-nos-emos sempre de si como um homem respeitoso, corajoso e modesto. Durante a nossa estadia no departamento, ficámos surpreendidos com a sua forma de trabalhar; é, sem dúvida, um bom supervisor, rigoroso e muito metódico. Estamos muito gratos pela honra que nos deu ao aceitar orientar este trabalho, apesar das suas múltiplas ocupações. O seu rigor científico, a sua disponibilidade e o seu desejo ardente de transmitir aos outros os seus vastos conhecimentos e competências técnicas fazem de si um cientista muito apreciado.

ÍNDICE DE CONTEÚDOS

Índice

INTRODUÇÃO

I. INTRODUÇÃO

A iitíase ureteral é definida como qualquer agregado de cristais no trato excretor ureteral. Formam-se e desenvolvem-se quando demasiados sais minerais, normalmente presentes num estado solúvel na urina, cristalizam.

É uma doença bastante comum na população ativa [1]. Os caucasianos e os eurasiáticos têm as taxas de prevalência de cálculos mais elevadas, enquanto os negros, os índios americanos e os judeus nascidos em Israel têm as taxas mais baixas [2].

Atualmente, a litíase urinária é uma doença muito comum, que afecta entre 4% e 18% da população, consoante o país. Está a aumentar em todos os países industrializados, tendo quase duplicado a sua frequência durante o último meio século [2].

Noutros locais, a frequência da litíase do trato urinário superior varia de um país para outro e de uma região para outra. Coffi U [3], no seu estudo realizado no Senegal em 1973, Adjanohoun [1] em 1989 no Benim e Diakité G.F [4] em 1985, Ongoïba I [5] em 1999 e Dembélé Z [7] em 2005, Coulibaly I [8] no Mali encontraram, respetivamente, 39,1%; 38,1%; 43,4%; 43,8%; 44,45% e 15,65% dos casos.

Nas nossas regiões, doenças específicas como a bilharziose urinária ou a tuberculose urogenital aumentam os casos de litíase ureteral devido às lesões ureterais causadas.

A litíase urinária tem tendência a recidivar e a sua etiopatogénese é mal compreendida, se não mesmo hipotética [8].

A investigação etiológica, baseada em provas anamnésicas, biológicas e radiológicas e na análise bioquímica do cálculo, continua a ser uma parte essencial do diagnóstico, uma vez que a litíase pode ser indicativa de uma patologia subjacente. A presença de um cálculo conduz geralmente a uma obstrução.

A procura de qualquer impacto no trato excretor e no parênquima renal é essencial e determina o prognóstico.

Apresenta desafios terapêuticos diferentes dos cálculos renais [3]. Como a maioria das doenças urológicas, a litíase urinária é frequentemente descoberta na fase de complicações [9].

Esta condição é por vezes acompanhada de dor extremamente intensa (cólica renal) e hematúria microscópica ou macroscópica [10]. O advento dos métodos endoscópicos e da litotripsia extracorporal revolucionou o tratamento da litíase urinária. No entanto, nos países em desenvolvimento com recursos técnicos limitados, a cirurgia aberta ainda é amplamente utilizada para tratar a urolitíase [6]. Atualmente, para cada cálculo, o urologista deve decidir qual a melhor técnica a utilizar. No entanto, a escolha da técnica pode ser difícil e depende de muitos factores:

• caraterísticas da pedra (número, dimensão, localização, composição e dureza previsível) ;

• caraterísticas do trato excretor (anomalia anatómica associada, dilatação, estenose ureteral);

• caraterísticas do doente (idade, peso, morfotipo, estado geral, etc.) ;

• plataforma técnica e hábitos do operador (presença de um litotritor fixo ou móvel, disponibilidade e qualidade do equipamento endo-urológico, etc.).

Para o tratamento dos cálculos do ureter pélvico, a ureteroscopia (URS) é essencial e, juntamente com a litotrícia extracorporal (LEC), representa os dois tratamentos de primeira linha.

A espetroscopia de infravermelhos com transformada de Fourier é o método de referência devido à sua versatilidade, à sua rapidez na determinação da composição e estrutura dos cálculos e ao seu baixo custo. Esta análise fornece uma orientação para a patologia responsável pela formação de cálculos e, assim, indica ao clínico a primeira medida terapêutica a ser considerada em pacientes com litíase [7].

OBJECTIVOS

II.   OBJECTIVOS

2.1. OBJECTIVO GERAL

Estudo dos aspectos epidemiológicos e terapêuticos da litíase ureteral no Hospital Universitário do Luxemburgo

2.2. OBJECTIVOS ESPECÍFICOS

1. Determinar a frequência da litíase ureteral

2. Descrever os aspectos clínicos e de desenvolvimento

3. Descrever os aspectos terapêuticos da litíase ureteral

METODOLOGIA

III. METODOLOGIA

1. Tipo e localização do estudo :

Trata-se de um estudo descritivo retrospetivo de uma série de doentes que apresentam litíase ureteral no serviço de urologia do C.H.U le Luxembourg.

2. Período de estudo :

O nosso estudo abrangeu um período de 6 anos, de janeiro de 2017 a dezembro de 2022.

3. Critérios de inclusão :

Todos os doentes tratados por litíase ureteral durante o período de estudo foram incluídos neste estudo.

4. Critérios de não-inclusão :

Os doentes com litíase urinária fora do período e os doentes sem litíase não foram incluídos.

5. Introdução e tratamento de dados :

Os dados foram recolhidos utilizando o Cinzan

Introdução e análise de dados utilizando o software SPSS

As tabelas e figuras foram elaboradas com recurso ao Word e ao Excel 2010.

6. Parâmetros estudados :

- Dados anamnésicos: identidade do paciente, história médica e cirúrgica.

- Dados clínicos: sintomas.

- Dados paraclínicos: investigação radiológica e biológica.

- Caraterísticas da litíase: tamanho, número, localização, densidade, etc.

- Controlo e resultados terapêuticos.

RESULTADOS

IV. RESULTADOS

1. FREQUÊNCIA :

Durante o período de estudo, foram efectuados 985 procedimentos cirúrgicos em 3020 consultas, ou seja, 32,61%. 75 doentes consultados por cálculos ureterais, ou seja, 2,48% das actividades do serviço, 67 doentes foram tratados cirurgicamente, ou seja, 6,80% das actividades cirúrgicas do serviço. Dos 75 pacientes tratados por cálculos ureterais: 8 pacientes foram submetidos a tratamento médico expulsivo, 23 pacientes foram submetidos a cirurgia aberta por ureterolitotomia e 44 pacientes foram submetidos a ureteroscopia.

2. ASPECTOS SÓCIO-DEMOGRÁFICOS :

2-   1. Idade :

Quadro I: Repartição dos doentes por grupo etário

Grupo etário	Trabalhadores	Percentagem	Acumulado
inf 12 anos	2	2,7	2,7
12 - 24 anos de idade	9	12,0	14,7
25 - 37 anos de idade	26	34,7	49,3
38 - 50 anos de idade	**27**	**36,0**	**85,3**
Mais de 50 anos	11	14,7	100

O grupo etário (38-50) foi o mais representado.

A idade média dos doentes foi de **37,32** anos, com extremos que variaram **entre 10 e 75** anos e um desvio padrão de **12,18** anos.

2-2. Género:

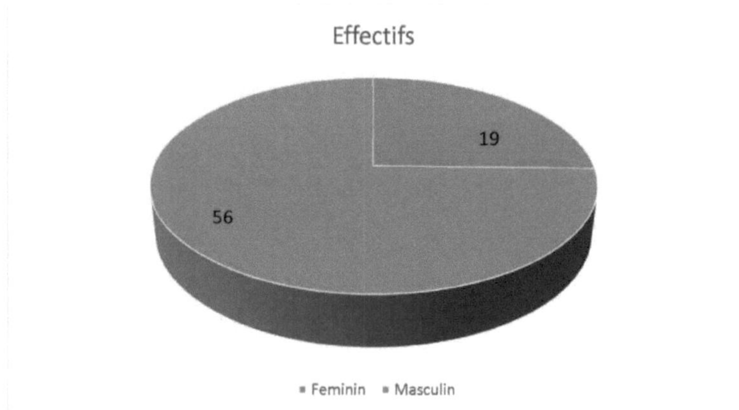

Figura 1: Repartição dos doentes por sexo.

Os homens foram os mais representados, com 56 casos.

ASPECTOS CLÍNICOS

3-   1. Motivo da consulta :

Quadro II: Repartição por motivo de consulta

Motivo da consulta	Trabalhadores	Percentagem	Acumulado
Dor lombar	50	66,67%	65,3
Hematúria	1	1,33%	66,7
pollakiuria	1	1,33%	68,0
Dor hipogástrica	4	5,33%	73,3
RR para cálculo	18	24,00%	97,3
RR para hidronefrose esquerda	1	1,33%	98,7
Total	**75**	**100,00%**	**100%**

A dor lombar foi o principal motivo de consulta de **50 doentes**, ou seja, **66,67%**.

4. EXAMES COMPLEMENTARES :

4-   1. BIOLOGIA :

a. Creatinina sérica :

Tabela III: Distribuição dos doentes de acordo com a função renal

Creatinina	Força de trabalho	Percentagem	Acumulado
Inferior a 60μmo/l	13	17,33	17,33
60 a 120μmo/l	35	46,67	64
Sup a 120μmo/l	27	36,00	100
Total	**75**	**100**	

A função renal estava elevada em 27 doentes, ou seja, 36%.

b. Exame citobacteriológico da urina

Quadro IV: Distribuição dos doentes em função dos germes

ECBU	Força de trabalho	Percentagem	acumulado
Negativo	60	80%	80
E. Coli	**7**	**9,33%**	**89, 33**
K. pneumo	5	6,67%	96
Pseudomonas	3	4%	100
Total	**75**	**100%**	

O exame citobacteriológico da urina (CEU) foi positivo em 15 doentes (20%). O germe mais frequentemente encontrado foi a Escherichia coli (7/15).

4-2. Imagiologia :

Imagiologia efectuada

Tabela V: Distribuição dos pacientes de acordo com o método de diagnóstico por imagem

Imagiologia	Força de trabalho	percentagem
Ultrassom	1	1,3
Uroscanner	74	98,7
Total	75	100,0

A tomografia computorizada foi o principal exame imagiológico efectuado.

Localização dos cálculos :

Tabela VI: Distribuição dos pacientes de acordo com a localização dos cálculos no uroscanner

Cálculo_Localização	Força de trabalho	Percentagem	acumulado
Ureter lombar direito	26	34,7	34,7
Ureter ilíaco direito	4	5,3	40,0
Ureter pélvico direito	13	17,3	57,3
Uretra pélvica esquerda	7	9,3	66,7
Ureter ilíaco esquerdo	2	2,7	69,3
Uretere ilaque Esquerda	2	2,7	72,0
Ureteres lombares esquerdos	12	16,0	88,0
meato ureteral esquerdo	3	4,0	92,0
Região pilórica direita	1	1,3	93,3
Junção ureterovesical direita	5	6,7	100,0
Total	**75**	**100,0**	

A litíase localizou-se na região lombar (38 casos), com predomínio do lado direito.

Número de cálculos :

Tabela VII: Distribuição dos pacientes por número de cálculos

Número_de_Cálculo	Força de trabalho	Percentagem	Acumulado
1	69	92,0	92
2	6	8,0	100
Total	**75**	**100,0**	

O número de cálculos no mesmo doente foi de 1 (69 doentes)

Tamanho do cálculo :

Quadro VIII: Distribuição dos doentes de acordo com o tamanho do cálculo

Tamanho (mm)	Força de trabalho	Percentagem
Menos de 7	17	22,7
7 - 10	16	21,3
11 - 20	33	44,0
Mais de 20	9	12,0
Total	**75**	**100,0**

Densidade da litíase :

Tabela IX: Distribuição dos doentes de acordo com a densidade da litíase

Densidade (UH)	Força de trabalho	Percentagem	Acumulado
Menos de 500	22	29,3	29,3
500 - 1000	28	37,3	66,6
Mais de 1000	25	33,3	100
Total	**75**	**100,0**	

4. ASPECTOS TERAPÊUTICOS

4-1. Métodos de tratamento:

Quadro X: Repartição dos doentes por método de tratamento

Tratamento	Força de trabalho	Percentagem	Acumulado
Tratamento médico expulsivo	8	10,7	10,7
Ureterolitotomia	24	32,0	42,7
Ureteroscopia	**41**	**54,7**	**97,4**
Ressecção de carne	2	2,6	100
Total	**75**	**100,0**	

A ureteroscopia foi efectuada em **54,7%** dos doentes

4-2. Métodos de drenagem :

Tabela XI: Distribuição dos doentes de acordo com o método de drenagem:

Instalação de JJ	Trabalhadores	Percentagem
Sim	63	84,0
Não	12	16,0
Total	**75**	**100**

A cateterização da JJ foi efectuada em 84% dos doentes.

4-3. Tempo de remoção do JJ :

Tabela XII: Distribuição dos doentes de acordo com o tempo de remoção da JJ:

Ablação de JJ	Força de trabalho	Percentagem
1 mês	**54**	**85,7**
2 meses	7	11,1
3 meses	2	3,2
Total	**63**	**100**

A JJ foi removida com 1 mês de pós-operatório em 85,7% dos casos.

6. ASPECTO EVOLUTIVO

6-1. Repetir :

Quadro XIII: Repartição dos doentes por recorrência da doença

Recorrência	Força de trabalho	Percentagem
Sim	3	4
Não	72	96
Total	**75**	**100**

A taxa de recorrência foi de 4%.

Quadro XIV: Resultados de acordo com o método de tratamento

Resultado/ Tratamento.	Satisfeito		Não satisfeito		Total	
	Força de trabalho	%	Força de trabalho	%	Força de trabalho	%
Tratamento médico expulsivo	4	50	4	50	8	10,7
Ureterolitotomia	23	96	1	4	24	32,0
Ureteroscopia	**40**	**98**	**1**	**2**	**41**	**54,7**
Ressecção de carne	2	100	0	0	2	2,6
Total	69	92	6	8	75	100,0

Os doentes submetidos a ureteroscopia tiveram uma taxa de satisfação de **98%**.

COMENTÁRIOS E DEBATE

V. COMENTÁRIOS E DEBATE

1. ASPECTOS EPIDEMIOLÓGICOS

1.1 Frequência :

Durante o período de estudo, **75** doentes foram consultados por cálculos ureterais, o que representa 2,48% da atividade do serviço.

Noutros locais, a frequência da litíase do trato urinário superior varia de um país para outro e de uma região para outra. Coffi U [3], no seu estudo realizado no Senegal em 1973, Adjanohoun [1] em 1989 no Benim e Diakité G.F [4] em 1985, Ongoïba I [5] em 1999 e Dembélé Z [7] em 2005, Coulibaly I [8] no Mali encontraram, respetivamente, 39,1%; 38,1%; 43,4%; 43,8%; 44,45% e 15,65% dos casos.

1.2 Idade :

A idade média dos doentes foi de **37,32** anos, com extremos de 10 e 75 anos. O grupo etário dos 38-50 anos foi o mais afetado (36%).

Estudos semelhantes ao nosso, efectuados por Yatarra I. [6] , Keita O. [11], Sangaré Y. [12] e Dembélé Z. [7] apresentaram os mesmos resultados.

Estes resultados mostram que o grupo etário mais frequentemente afetado pela litíase urinária corresponde ao período de atividade genital e profissional.

1.3 Género :

O sexo masculino foi o mais representado com 74,66% dos casos. Este resultado é próximo do de Coulibaly I [8], Traoré B [14], Sohel H. A [15],

Zoung K J e Sow M [9], Daffé S I [19], Diakité G F [4], Sangaré Y [12], que registaram 72%; 88,43%; 88% 86,44%; 81,09%; 79,25%; 73,8% respetivamente. Esta predominância masculina explica-se pelo facto de os homens estarem mais expostos à infestação bilharziana do que as mulheres, mas também por factores orgânicos que podem favorecer a litogénese nos homens (estenose uretral, hipertrofia prostática, esclerose do colo da bexiga).

2. ASPECTOS CLÍNICOS

2.1 Motivo da consulta :

Verificámos que a dor lombar era o principal sintoma em mais de 66,67% dos nossos doentes.

Traoré Y.N. [16] e Coulibaly M. [17] constataram que 83% e 79,24%, respetivamente, sofriam de dores lombares.

2.2 Níveis de creatinina :

O teste mais simples e fiável, cuja elevação indica uma deterioração da função renal que pode evoluir para insuficiência renal.

No nosso estudo, verificámos que 36% dos doentes tinham uma insuficiência renal moderada ou grave. Este resultado é superior ao dos estudos de Yattara I. [6]; Sangaré Y. [12] e Ouédraogo I. [20] que registaram 16,1%, 6,22% e 8,96%, respetivamente. Este facto pode ser explicado pela natureza unilateral mais frequente da litíase ureteral.

2.3 Exame citobacteriológico da urina (ECBU) :

Foi efectuada em todos os doentes. A cultura foi estéril em 80% dos casos.

A Escherichia coli foi isolada em **9,33%** dos casos. Este resultado difere dos de Daffé S I. [19], Ongoïba I. [5], Sangaré Y. [12], Dembélé Z. [7] e Sohel H B. [15] que encontraram, respetivamente, 79,05%, 52,2%, 42,9%, 35,2% e 28,12% de casos de infeção do trato urinário.

Este resultado pode ser explicado pelo facto de a maioria dos doentes se automedicar com antibióticos.

2.4 Imagiologia :

Todos os nossos doentes foram submetidos a um exame radiológico. Os exames radiológicos (ecografia e TAC) desempenham um papel importante no tratamento da litíase urinária.

No nosso estudo, houve um predomínio do lado direito (57,3% à direita contra 42,7% à esquerda). Esse resultado difere do encontrado por Pérou A. [20] que encontrou uma frequência de 37% à direita e 35,6% à esquerda.

O número de cálculos no mesmo doente no nosso estudo variou de 1 a 2 cálculos.

3. ASPECTOS TERAPÊUTICOS

A litíase ureteral é tratada por cirurgia aberta, litotrícia extracorporal e ureteroscopia. As técnicas minimamente invasivas oferecem bons resultados com um acompanhamento pós-operatório muito simples.

Na nossa série, a ureteroscopia foi o tratamento curativo mais utilizado em 54,7% dos casos.

Este resultado difere do de Coulibaly I. [8] e Yattara I. [6] que efectuaram mais cirurgias abertas para a litíase.

4. ASPECTO EVOLUTIVO

Na ausência de medidas preventivas, a recorrência de um cálculo urinário é quase inevitável. Estima-se que o risco de recorrência seja de 30 a 40% aos cinco anos e de 50 a 70% aos dez anos. A recorrência é mais provável se a doença tiver começado numa pessoa jovem (antes dos 30-40 anos). Os factores de risco estão essencialmente ligados à nossa dieta atual, que é demasiado rica em proteínas, sal, açúcar, gorduras e refrigerantes e demasiado pobre em fruta, legumes e produtos lácteos [20].

CONCLUSÃO E RECOMENDAÇÕES

VII. CONCLUSÃO E RECOMENDAÇÕES

1. Conclusão:

A litíase ureteral é bastante frequente na prática hospitalar do serviço de urologia do CHU Le Luxembourg.

Ocorre na população ativa. Pode ocorrer em qualquer idade, mas é mais frequente no sexo masculino.

Os cálculos ureterais, como todos os outros cálculos do aparelho urinário, são responsáveis por uma incapacidade profissional temporária. É, portanto, uma causa de absentismo e, por conseguinte, uma razão de perda de dias de trabalho.

Os sintomas mais comuns são dores lombares ou ataques de cólica renal.

O exame radiológico, baseado essencialmente no Uroscanner, revelou cálculos em todos os casos.

O seu tratamento é multidisciplinar. Os avanços tecnológicos, nomeadamente a miniaturização dos endoscópios e a realização de métodos de fragmentação, facilitaram o tratamento, sobretudo dos pequenos cálculos, e a doença é marcada pela recorrência.

2. RECOMENDAÇÕES :

❖ **Para o público:**

- Procure assistência médica imediata se sentir dor ou dificuldade em urinar.

❖ **Ao pessoal de saúde :**

- Encaminhar rapidamente os doentes para serviços especializados.

- Manter uma boa cooperação com outros serviços para facilitar as transferências entre serviços.

❖ **Às autoridades políticas e sanitárias:**

- Formação de urologistas.

- A abertura de um centro local de análise de cálculos urinários.

- Lançamento da NLPC e da ureteroscopia a laser nos serviços de urologia.

REFERÊNCIAS BIBLIOGRÁFICAS

VII. REFERÊNCIAS BIBLIOGRÁFICAS

1. Adjanohoun F. J

Litíase urinária nos serviços de cirurgia do CNHU de Cotonou: 109 casos observados em 18 anos. Tese médica, Cotonou, 1989, n.º 427.

2. Hannache B.

Litíase urinária: Epidemiologia, papel dos oligoelementos e das plantas medicinais. Medicina e patologia humana. Universidade de Paris Sud - Paris XI, 2014. Francês. NNT: 2014PA114804. Tese de doutoramento. N°01261

3. URBAN COFFI M. A.

Contribuição para o estudo da litíase urinária na África do Sul com 123 observações. Tese médica, Dakar, 1981, n° 15.

4. DIAKITE G.F.

Litíase urinária nos hospitais de Bamako: 53 casos. Tese.

Méd, Bamako, 1985, n.º 21.

5. Ongoïba I.

Litíase do trato urinário no serviço de urologia do HNPG. Tese Med 1999. N°92

6. Yattara I.

Litíase urinária do adulto no serviço de urologia do CHU Point G: Aspectos epidemiológicos, clínicos, para-clínicos e terapêuticos.

Dissertação Med 2021.

7. Dembélé Z.

Epidemiologia e tratamento da litíase urinária no serviço de urologia do hospital nacional Ponto G. Tese Med 2005. N°05M55

8. Coulibaly I.

Litíase ureteral: Aspetos clínicos abordagem diagnóstica e terapêutica no serviço de urologia do CHU Gabriel TOURE. Tese Med 2014. N°14M96

9. Zoung-Kanyi J., Sow M

Litíase urinária nos Camarões: considerações etiopatogénicas, clínicas e terapêuticas. A propos de 118 cas. Médecine d'Afrique Noire: 1990, 37 (4): 176182

10. Odzebe ASW, Bouya PA, Berthe HJG, Omatassa FR.

Cirurgia aberta para litíase urinária no Hospital Universitário de Brazzaville: análise de 68 casos. Mali médical 2010; XXV (2): 32-35

11. Keïta O.

Estudo da litíase urinária infetada no serviço de urologia do hospital universitário Point G. Tese Med 2006.

12. Sangaré Y.

Litíase urinária nos serviços de urologia dos hospitais Point

G e Gabriel Touré. Dissertação de Med 2015.

13. Cissé Soriba

"Ureteroscopia semi-rígida no CHU Luxemburgo". Tese de Doutoramento, USTTB, 2020.

14. Traoré B

Contribuição para o estudo epidemiológico das litíases urinárias nos Hospitais de Bamako e de Kati, com a apresentação de 95 casos. Tese de doutoramento, Bamako, 1984, n.º 35.

15. Sohel H A

Litíase urinária em crianças: 60 casos. Tese de medicina, Dakar, 1981, N°21.

16. Traore Y.N.

Estudo da litíase do trato urinário no serviço de urologia do CHU du Ponto G: cerca de 100 casos. Tese Med 2012. N°13M10

17. Coulibaly M

Estudo da litíase do trato urinário superior no serviço de urologia do CHU du Point G: A propósito de 53 casos. Tese Med 2007. N°07M122

18. Ouédraogo I., Madina A.N., Bandre E., Ouédraogo S., Tapsoba W.T., Wandraogo A.

Cálculos urinários em crianças no Burkina Faso: 67 casos. Revista Médica Pan-Africana. 2015 ; 20 :352

[doi: 10.11604/pamj.2015.20.352.4407]

19. Daffé S I

Litíase urinária na República do Mali, 132 casos. Tese médica, Bamako, 1989, N°38.

20. PEROU A.

Contribuição da imagiologia para o diagnóstico da litíase urinária.

Tese Med. 2003. N°03M86

21. https:/ampsante.lefigaro.fr/actualite/2011/06/05/10915-comment-peut-on- éviter-recidive-calculsurinaires.

APÊNDICES

APÊNDICES

FOLHA DE SINALETICA

NOME: Traoré

NOME PRÓPRIO: Mahamadou

EMAIL: mahamadoumt4@gmail.com

TEL : (+223) 78176318

Ano académico: 2023 - 2024

TÍTULO: Litíase ureteral no serviço de urologia do CHU Le Luxembourg: aspectos epidemiológicos e terapêuticos.

Cidade de defesa: Bamako

País de origem: Mali

Setor de interesse: Urologia

Depositário: Biblioteca da Faculdade de Medicina e Odontostomatologia do Mali.

Resumo:

Título : Litíase ureteral no serviço de urologia do CHU Le Luxembourg: aspectos epidemiológicos e terapêuticos.

Objetivo: Estudar os aspectos epidemiológicos e terapêuticos da litíase ureteral no Hospital Universitário do Luxemburgo.

Metodologia: Trata-se de um estudo descritivo retrospetivo de uma série de pacientes com litíase ureteral durante um período de 6 anos, de janeiro de 2017 a dezembro de 2022, no serviço de urologia do C.H.U le Luxembourg.

Resultados :

➢ A incidência de litíase ureteral é de 2,48%.

➢ O grupo etário dos 38-50 anos foi o mais afetado, com extremos de 10 e 75 anos.

➢ O rácio entre os sexos era de 2,95 a favor dos homens.

➢ A dor foi o principal sintoma, seguida de problemas de micção e hematúria.

➢ A iitíase ureteral também desempenha um papel importante na deterioração da função renal e nas infecções do trato urinário.

➢ Os exames radiológicos desempenham um papel importante no tratamento da litíase urinária.

➢ A ureteroscopia foi utilizada como tratamento curativo em 54,7% dos casos.

Conclusão:

A litíase ureteral é bastante frequente na prática hospitalar do serviço de urologia do CHU Le Luxembourg.

No nosso estudo, foi mais frequente na população ativa, com predomínio do sexo masculino.

A cirurgia endoscópica tem desempenhado um papel importante.

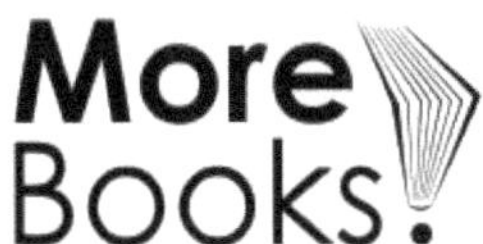

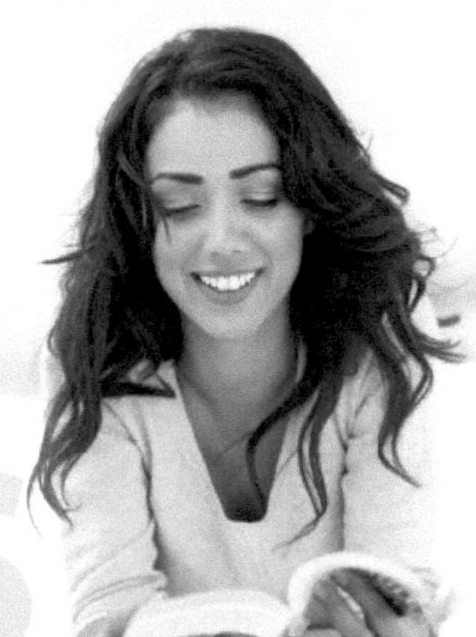

I want morebooks!

Buy your books fast and straightforward online - at one of world's fastest growing online book stores! Environmentally sound due to Print-on-Demand technologies.

Buy your books online at
www.morebooks.shop

Compre os seus livros mais rápido e diretamente na internet, em uma das livrarias on-line com o maior crescimento no mundo! Produção que protege o meio ambiente através das tecnologias de impressão sob demanda.

Compre os seus livros on-line em
www.morebooks.shop

info@omniscriptum.com
www.omniscriptum.com

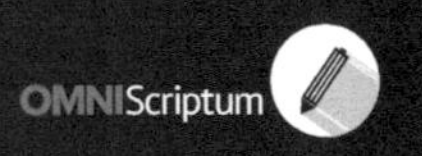

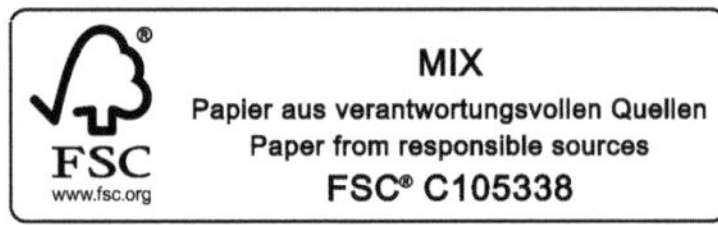

Printed by Books on Demand GmbH, Norderstedt / Germany